COMITÉ CONSULTATIF D'HYGIÈNE PUBLIQUE.

MÉMOIRE SUR LE CHOLÉRA

DANS L'INDE,

DANS LA MER ROUGE ET EN EUROPE.

ACQUISITIONS NOUVELLES

CONCERNANT L'ÉTIOLOGIE ET LA PROPHYLAXIE DE CETTE MALADIE

DEPUIS LES CONFÉRENCES DE CONSTANTINOPLE ET DE VIENNE,

PAR A. FAUVEL,

INSPECTEUR GÉNÉRAL DES SERVICES SANITAIRES, MEMBRE DE L'ACADÉMIE DE MÉDECINE, ETC.

Lecture faite au Comité d'hygiène dans les séances des 29 janvier,
19 février et 5 mars 1883.

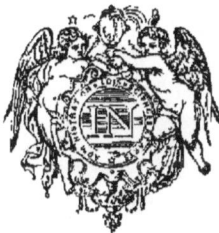

PARIS.

IMPRIMERIE NATIONALE.

M DCCC LXXXIII.

MÉMOIRE SUR LE CHOLÉRA

DANS L'INDE,

DANS LA MER ROUGE ET EN EUROPE.

COMITÉ CONSULTATIF D'HYGIÈNE PUBLIQUE.

MÉMOIRE SUR LE CHOLÉRA

DANS L'INDE,

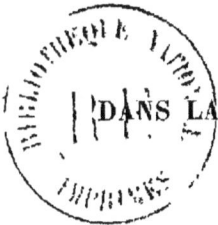

DANS LA MER ROUGE ET EN EUROPE.

ACQUISITIONS NOUVELLES

CONCERNANT L'ÉTIOLOGIE ET LA PROPHYLAXIE DE CETTE MALADIE

DEPUIS LES CONFÉRENCES DE CONSTANTINOPLE ET DE VIENNE,

PAR A. FAUVEL,

INSPECTEUR GÉNÉRAL DES SERVICES SANITAIRES, MEMBRE DE L'ACADÉMIE DE MÉDECINE, ETC.

Lecture faite au Comité d'hygiène dans les séances des 29 janvier,
19 février et 5 mars 1883.

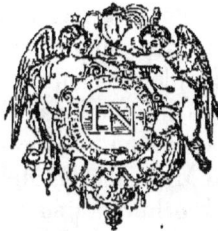

PARIS.

IMPRIMERIE NATIONALE.

M DCCC LXXXIII

MÉMOIRE SUR LE CHOLÉRA

DANS L'INDE,

DANS LA MER ROUGE ET EN EUROPE.

PREMIÈRE PARTIE.

EXAMEN CRITIQUE D'UNE BROCHURE INTITULÉE :

LES QUARANTAINES DANS LA MER ROUGE ET LES PROVENANCES DE L'INDE.

(Extrait des actes du Conseil international de santé de Constantinople.)

(Séance du 29 janvier 1883.)

Le Comité sait avec quelle persévérance je me suis appliqué, fort de son assentiment, à réfuter et à combattre les doctrines fausses et dangereuses émises récemment par le Gouvernement anglais, dans un intérêt purement commercial, en matière de prophylaxie par rapport au choléra.

Tandis que lord Granville réitérait ses réclamations à ce sujet auprès du Gouvernement de la République française, il agissait dans le même sens à Constantinople par l'entremise de son ambassadeur lord Dufferin. Le Conseil international de santé en était saisi, et ses réponses ont été réunies en une brochure adressée à M. le Ministre du commerce par M. le docteur Mahé, médecin sanitaire à Constantinople. Cette brochure a pour titre : *Les quarantaines dans la mer Rouge et les provenances de l'Inde.*

J'ai à peine besoin de dire que les réponses du Conseil international de santé, faites à plusieurs reprises, aboutissent toutes à décliner les doctrines anglaises et à combattre les prétentions pratiques qui en découlent. J'ajoute que, dans cette réfutation, M. Mahé a eu un rôle considérable.

Un fait important à considérer est que la note anglaise, envoyée par le Gouverneur général de l'Inde et adoptée par le Gouvernement britannique, est en désaccord sur beaucoup de points avec le docteur Dickson, qui, depuis trente ans, représente le Gouvernement anglais au Conseil international de santé et qui, en cette qualité, a pris part aux conférences de Constantinople et de Vienne.

Sa conduite y est critiquée et sa personne raillée, parce qu'il est favorable aux mesures de quarantaine, dont une longue expérience lui a fait reconnaître l'efficacité.

J'ajoute qu'un dissentiment analogue s'est révélé en Égypte par l'attitude du représentant de l'Angleterre, qui n'a pas fait une opposition absolue aux mesures de quarantaine décrétées par le Conseil international d'Alexandrie.

La communication dont il s'agit a donc pour point de départ les autorités anglaises de l'Inde, uniquement préoccupées des intérêts du commerce et faisant peu de cas des intérêts autres qui peuvent y apporter certaines restrictions.

Pour qui connaît les traditions du Gouvernement britannique central en pareil cas, il paraîtra naturel que lord Granville ait pris fait et cause pour la doctrine indienne. Seulement, dans les communications qui nous ont été faites en son nom sur le même objet, il s'est astreint à plus de réserve.

J'ai exposé trop souvent au Comité le principe erroné de la doctrine anglaise concernant la patente de santé délivrée dans les ports de l'Inde où le choléra règne en permanence, et je l'ai réfutée d'une manière assez péremptoire pour être dispensé d'y revenir aujourd'hui; mais, comme la note communiquée à Constantinople le 23 mai 1882 diffère à certains égards des communications qui nous ont été faites, je demande au Comité la permission de la reproduire *in extenso*, afin de pouvoir ajouter mes propres objections à celles qui lui ont été opposées par le Conseil sanitaire international de Constantinople.

J'ai accompagné le texte de la communication anglaise de quelques notes sommaires pour bien indiquer les points sur lesquels portent surtout mon dissentiment.

(Conseil international de santé, séance du 23 mai 1882.)

M. le docteur Dickson, délégué sanitaire d'Angleterre, donne, au nom de son Gouvernement, communication du mémoire ci-après traitant de la question du choléra aux Indes anglaises et des quarantaines imposées aux provenances de ces contrées dans les ports ottomans et nommément en Égypte.

« Son Excellence lord Dufferin a été chargé par Sa Seigneurie lord Granville de vous faire parvenir, par mon entremise, la pièce ci-après, adressée le 9 février dernier par le Gouverneur général de l'Inde anglaise au marquis de Hartington, Secrétaire d'État pour l'Inde, à Londres, et dont voici la traduction :

« Toutes les mesures quarantenaires appliquées en Égypte et sur le littoral de la Méditerranée, qui ont pour objet de protéger l'Europe d'une invasion du choléra du côté de l'Orient, reposent sur les énoncés et les conclusions de la Conférence sanitaire de Constantinople de 1866 et celle de Vienne de 1874.

« Ces mesures ont été basées sur deux propositions, à savoir : que le choléra naît dans l'Inde et seulement dans l'Inde, et que les manifestations de cette maladie en d'autres pays ne sont dues qu'à des importations de l'Inde, soit par voie directe, soit par voie indirecte.

« Nous ne discuterons pas ici la valeur de ces propositions; mais nous ferons remarquer, dans l'intérêt de l'Inde, tout autant que dans l'intérêt scientifique, qu'il nous serait impossible de les accepter avant qu'elles n'aient été appuyées par des preuves plus concluantes que celles qui ont été données dans ces deux conférences.

« Nous ne prétendons pas connaître la cause qui fait naître le choléra : ainsi nous ne pouvons pas dire s'il est dû à un poison spécifique transporté par l'homme, ou bien s'il dérive de certaines conditions qui se rencontrent le plus souvent dans l'Inde, *mais qui se présentent aussi quelquefois en d'autres pays* [1].

« Les discussions théoriques sur de pareilles matières ne sauraient offrir une solution pratique quelconque; pourtant, depuis que ces deux conférences se sont réunies, une foule de renseignements ont été recueillis sur le choléra, tant en Europe qu'en Asie. L'historique surtout de la maladie telle qu'elle se présente dans l'Inde, historique rédigé annuellement par les officiers de santé des différentes provinces, offre un ensemble de faits d'une valeur immense et que les Conférences de Constantinople et de Vienne n'avaient pas l'avantage de connaître.

« En bornant, pour le moment, notre attention sur les points pratiques de la question, les problèmes à résoudre à l'égard des quarantaines appliquées contre le choléra indien en Égypte et en d'autres pays seraient :

_____

[1] Aucun fait jusqu'ici n'est venu à l'appui de cette assertion.

« 1° Les ports indiens et les navires venant de l'Inde ont-ils présenté un danger réel pour l'Égypte et pour les autres pays?

« 2° Dans ce cas, les mesures de quarantaine peuvent-elles offrir une protection efficace contre un pareil danger?

« Raisonnons maintenant sur les faits positifs qui se rattachent à ces deux questions. Si le lien entre l'Inde et le choléra est tel que ces deux Conférences l'avaient cru, l'expérience acquise pendant une longue série d'années sur les navires partis de Bombay et des autres ports indiens, et qui n'ont été assujettis en réalité à aucune restriction quarantenaire [1], devrait nous fournir une preuve abondante et irréfutable de la vérité des conclusions de ces Conférences; mais cette preuve ne s'est présentée nulle part. M. le docteur Dickson lui-même, qui est apparemment imbu d'idées extrêmes sur le lien intime qui existerait entre l'Inde et la genèse du choléra, admet cette considération.

« Il nous dit : « L'Inde qui, d'après les nations européennes, est « le berceau du choléra et le foyer d'où la maladie se répand de « temps en temps dans le monde, est considérée par l'Égypte et par « l'Europe comme une source primitive et constante de danger; « pourtant, il n'y a pas eu d'exemple, à ma connaissance, que le « choléra ait été importé *directement* [2] de l'Inde en Égypte. » Colucci Pacha aussi déclarait à M. Calvert, en 1877, que, dans sa longue expérience, il n'avait jamais rencontré d'exemple de choléra importé de l'Inde en Égypte. En d'autres termes, depuis plus de trente années que l'Égypte se trouve en communication directe et suivie avec l'Inde, ce prétendu danger a existé, mais il ne s'est jamais manifesté.

« Il faut admettre, pourtant, que M. le docteur Dickson cite deux exemples où le choléra s'est manifesté à bord de navires « pendant la traversée », exemples qui, d'après lui, indiqueraient la possibilité d'une importation directe du choléra de l'Inde en Égypte [3].

---

[1] Il est inexact de dire qu'aucune restriction quarantenaire n'a été appliquée en Égypte aux provenances de l'Inde pendant la série d'années indiquée.

[2] On joue sur le mot *directement*.

[3] Des cas de choléra se sont manifestés, pendant la traversée et même le lendemain de son arrivée à Suez, sur *la Corrèze*, transport à vapeur parti de Saïgon le 20 juillet 1877 avec des militaires invalides à bord et arrivé à Suez le 24 août. Il y eut soixante et un cas de choléra et trente-deux décès.

Deux cas mortels de choléra eurent lieu, le 2 et le 3 mai, sur *le Maraval*, voilier remorqué par un bateau à vapeur et transportant des troupes de l'Inde.

Le Maraval quittait Bombay le 29 avril 1878, et arrivait à Suez le 21 mai. Hunt

«Mais il n'y aurait aucun avantage à entamer une discussion sur. de pareilles possibilités, puisque l'expérience de plusieurs années ne les a pas vues se réaliser.

«Le rapport officiel publié par le *Local Government Board* de Londres en 1875 nous montre que le choléra s'était manifesté en Égypte et en Europe en 1865, et qu'il a continué à sévir, avec plus ou moins d'intensité, dans certaines régions de l'Europe, jusqu'en 1874. Les opinions cependant ne s'accordent pas : si le choléra qui a sévi pendant ces dix années constitue une seule épidémie ou deux épidémies distinctes, c'est-à-dire l'une qui aurait duré de 1865 jusqu'à la fin de 1868, et l'autre de 1869 à 1874. Ceci pourtant ne concerne pas la question à débattre, puisque pendant tout ce temps il n'y a eu aucune importation de la maladie en Égypte et en Europe par des navires venant de l'Inde. Ce fait est admis par les rapporteurs du travail du *Local Government Board* eux-mêmes, qui ont accepté les conclusions des Conférences de Constantinople et de Vienne.

«La manifestation du choléra en 1865 a été d'abord attribuée à des navires arrivés à Djeddah de l'Inde. Mais M. Simon nous dit, à ce sujet, que M. Radcliffe a pu démontrer «qu'avant l'arrivée à Djeddah des navires signalés par la Conférence de Constantinople comme ayant infecté le Hedjaz et donné lieu à l'épidémie de 1865, le choléra sévissait déjà, depuis quelque temps, au sud de l'Arabie, et dans les provinces du Yémen et du Hadramout, et dans le pays des Somalis, sur la côte africaine du golfe d'Aden, et que les navires en question, au lieu d'avoir apporté le choléra de l'extrême Orient, l'avait probablement pris à Makalla[1]. »

«A ce fait, l'on pourrait ajouter ceux connus depuis 1874 et qui prouvent que, pendant les dix-sept années qui se sont écoulées de 1865 à 1881, aucun exemple ne s'est présenté d'une importation de choléra de l'Inde, soit en Égypte, soit en Europe. Et cependant l'Égypte a été pendant tout ce temps en communication directe et suivie avec l'Inde[2].

«La diffusion du choléra en Europe et en Asie est indiquée d'une

---

cas de choléra, dont quatre mortels, eurent lieu sur *la Clydesdale*, transport à vapeur chargé de militaires, et qui partait de Bombay le 19 avril 1878 et arrivait à Suez le 25 mai

Le dernier cas de choléra eut lieu le 6 mai.

[1] Choléra importé de l'Inde en Arabie.

[2] Ceci est entièrement inexact.

façon succincte sur les cartes attachées au rapport de M. Radcliffe. Le choléra s'était, en effet, déclaré en Égypte en 1865; mais, ainsi que cela a été déjà dit, il n'y a pas été importé directement par mer de l'Inde. En 1866, il y eut une légère recrudescence; mais la maladie a cessé depuis lors tout à fait en Égypte.

« Pendant les dix années de 1865 à 1874, auxquelles le rapport fait allusion, il n'y a pas eu une seule année dans laquelle l'Europe ait été exempte du choléra; et dans certaines années, comme par exemple en 1867, 1869, 1870, 1871, 1872 et 1873, il y faisait des ravages considérables[1]. Ainsi, malgré le prétendu danger des navires venant de l'Inde, l'Égypte a été tout à fait exempte du choléra pendant une période de quinze années, et pourtant, dans plusieurs de ces années, l'Inde a souffert d'épidémies meurtrières. L'expérience d'Aden est encore plus remarquable. Le choléra s'est manifesté à Aden en 1865 et en 1867. Aden, qui ne se trouve éloigné de Bombay que de quelques jours, est en communications journalières avec ce port et d'autres ports indiens.

« Malgré ce libre échange de communications avec l'Inde, Aden n'a nullement souffert de la maladie pendant les treize années écoulées depuis 1868 jusqu'à 1880. Nous n'avons pas touché à l'époque antérieure à l'année 1865, car nous n'avons pas de données certaines; mais cependant les faits dont nous avons eu connaissance ne font que confirmer l'expérience acquise depuis lors. La crainte donc d'une importation du choléra de l'Inde en Égypte et en Europe par mer n'est basée que sur des théories émises par lesdites Conférences sur ce qui aurait dû arriver d'après leur opinion, mais qui de fait n'est jamais arrivé. Nous insistons donc que, en face de ces faits, il est impossible d'admettre que les ports indiens et les navires venant de l'Inde aient été un danger pour l'Égypte et, partant, pour d'autres pays.

« Voilà notre réponse à la première question. Quant à la seconde, elle ne donne guère lieu à aucune réponse; car, en admettant même l'existence actuelle ou à venir d'un danger d'importation, il n'a pas été démontré que des mesures quarantenaires puissent l'empêcher ni même l'amoindrir. Nous ne parlerons pas ici des

[1] Dans ce passage, on établit à dessein une confusion entre l'épidémie de choléra qui régnait en Europe depuis la recrudescence partie de Russie en 1869 et qui ne prit fin qu'en 1874, et celle qui aurait pu provenir de l'Inde. Or, c'est précisément parce que l'Égypte était défendue depuis 1865 que cette porte a été fermée.

objections sérieuses qui ont été soulevées contre toute quarantaine. Nous ne pouvons rien ajouter aux diatribes véhémentes de M. Simon à ce sujet dans son huitième rapport annuel. L'activité déployée par les conseils sanitaires durant ces dernières années a donné pleine confirmation aux maux qui y ont été signalés.

« En admettant même que les principes sur lesquels le système des quarantaines est basé soient vrais, il serait tout à fait impossible qu'une quarantaine quelconque pût remplir les conditions requises en théorie, d'après le bon sens, pour son succès. Dans le cas actuel, les jours de voyage ne comptent pas comme jours de quarantaine [1], même lorsqu'il n'y aurait pas eu de cas de maladie à bord; et, d'après ce système, cette quarantaine se trouve en contradiction avec les conclusions de la Conférence sanitaire internationale de Vienne, qui dit que la période de l'incubation du choléra ne dépasse pas un terme de quelques jours. Le motif de cette rigueur vient de ce que l'Administration sanitaire égyptienne semble n'avoir aucune foi sur l'exactitude des rapports des capitaines et des patentes de santé délivrées dans les ports indiens, et qu'elle a été même trompée par la manière d'agir des autorités d'Aden [2]. Ceci, en tout cas, ne justifierait pas son refus d'accepter la déclaration du commandant du navire, le témoignage de son journal de bord et de son médecin, s'il y a eu ou non des cas de choléra à bord pendant la traversée.

« Conformément aux instructions reçues de Votre Seigneurie, nous avons ordonné qu'à l'avenir les renseignements les plus exacts et les plus récents sur la santé publique dans l'Inde soient fournis pour l'information des administrations sanitaires de l'Égypte et de Constantinople. Nous n'avons pas émis l'ordre de transmettre des journaux, car il n'y a pas de journal auquel on puisse se fier pour les renseignements demandés.

« Les rapports hebdomadaires sur la santé des villes principales et les télégrammes expédiés chaque quinzaine fourniront ce que l'on demande plus abondamment que ne pourraient le faire les journaux. Nous craignons, pourtant, que l'envoi de ces rapports et télégrammes ne servît qu'à peu de chose; car la demande de renseignements est évidemment basée sur l'idée que les époques où le choléra prédomine dans l'Inde sont aussi les époques qui présentent le plus de danger d'une importation de la

[1] C'est une erreur.
[2] Ceci est la vérité prouvée par des faits nombreux.

2.

maladie par voie de la mer Rouge. L'expérience du passé, cependant, n'autorise nullement une pareille conclusion. Pendant les six années qui ont suivi 1874, il n'y a pas eu de choléra en Europe, bien que la maladie ait sévi avec intensité dans l'Inde pendant cinq de ces mêmes années. Durant la période de 1875 à 1879, le choléra a beaucoup affligé le peuple indien, surtout à la suite des famines qui se sont déclarées alors, et cependant il n'y a eu, paraît-il, le moindre soupçon de choléra pendant tout ce temps, ni à Aden, ni en Égypte, ni en Europe. Aussi, en mettant de côté la statistique de la province de Bombay, qui par sa position occidentale peut être considérée comme offrant le plus de danger, les faits restent toujours les mêmes, c'est-à-dire beaucoup de choléra dans l'Inde, immunité remarquable ailleurs. Il n'en est pas moins vrai qu'un excès de choléra dans l'Inde n'implique pas de danger pour l'Europe par la voie maritime, et qu'une diminution remarquable de la maladie dans l'Inde elle-même peut aussi avoir lieu dans des moments d'une éclosion en d'autres pays.

« Il est regrettable que M. le docteur Dickson, qui représente l'Angleterre auprès du Conseil supérieur de santé de Constantinople, n'ait pas pu calmer la vive sensation que, selon lui, la nouvelle, donnée par un des membres du Conseil, de la récente maladie à Amritzar, avait occasionnée au sein de cette assemblée[1]. On doit pourtant admettre que si des informations complètes avaient été envoyées de l'Inde à ce sujet, ces appréhensions peut-être ne se seraient pas manifestées. Il est bien vrai, en tout cas, qu'à Amritzar il y a eu une *fièvre fatale*, que la mortalité a été de plusieurs centaines par jour, et que des familles entières ont péri.

« Le malentendu n'est donc dû qu'à l'interprétation donnée à cet événement et à la conclusion irréfléchie qu'on en a tirée, c'est-à-dire que cette manifestation offrait un danger pour l'Europe ou même pour toute autre contrée. Le Conseil de santé de Constantinople a de suite conclu que la fièvre était contagieuse, tandis qu'au contraire elle s'était limitée à la ville d'Amritzar, et, que nonobstant les ravages et les souffrances qu'elle occasionnait et donnant beaucoup à réfléchir, les autorités n'ont jamais eu d'appréhension au sujet de la propagation de la maladie. Cette manière de voir a été pleinement confirmée par le cours des événements. Au lieu de menacer Bombay, et par cette voie l'Europe, ainsi que

[1] Cette impertinence à l'égard du docteur Dickson et du Conseil de Constantinople a été vivement réfutée par le rapport du Conseil international de santé.

l'on s'était imaginé à la hâte, la fièvre d'Amritzar n'a pas même offert de danger pour les peuplades installées dans son voisinage.

« Il paraît que ce Conseil sanitaire ne connaît pas la géographie de l'Inde et ne sait pas qu'Amritzar est une ville dans l'intérieur, au Pendjab, à 1,200 milles de distance de Bombay par la voie ferrée la plus courte. Il ne sait pas non plus, paraît-il, que si d'une part l'Inde souffre beaucoup du choléra et des maladies tropicales, elle souffre peu des autres maladies sérieuses qui affligent l'Europe et y augmentent la mortalité. La tendance de ces Conseils d'arriver au plus vite à des conclusions théoriques dépend des craintes dérivées, pour la plupart, des effets qui devraient en résulter; et le comble de tout ceci sera probablement que le commerce de l'Inde aura à subir des restrictions plus sérieuses encore que celles du passé. L'action de ces Conseils pendant ces dernières années a été d'accroître, de plus en plus, la sévérité de leurs mesures, et si l'on n'y met pas bientôt un frein le résultat sera une quarantaine permanente contre l'Inde et des interruptions intolérables aux communications entre l'Inde et l'Angleterre. Il n'y a pas de doute que le choléra ne soit un terrible fléau pour l'Inde et pour les autres pays, et nous nous associerons volontiers aux efforts qui seraient faits pour diminuer les souffrances et la mortalité qu'il occasionne; mais, avec la longue expérience que nous possédons du choléra dans l'Inde, nous ne pouvons que protester contre toute démarche qui pourrait faire croire que nous eussions admis l'idée qu'une quarantaine pourrait nous protéger contre cette maladie. L'espoir d'un pareil résultat n'amènerait qu'un désappointement lamentable. Si une nouvelle épidémie était sur le point d'éclater en Égypte où ailleurs, au delà de l'Inde, aucune quarantaine, si vexatoire et sévère qu'elle pût être, ne pourrait l'enrayer. Nous manquerions donc à nos devoirs envers les autres nations, si nous omettions de leur indiquer clairement le résultat obtenu par l'expérience dans l'Inde et qui prouve qu'il n'y a que des mesures hygiéniques qui puissent offrir une protection. Le temps et l'argent dépensés pour le maintien des quarantaines pourraient être plus avantageusement employés au nettoyage et aux améliorations hygiéniques des ports maritimes et des villes de l'intérieur de la Turquie. De pareilles améliorations sont impérieusement requises dans la ville de la Mecque, où l'on suppose que le choléra est amené par les pèlerins indiens, tandis qu'il y existe toutes les conditions qui en favorisent la genèse, et ceci d'une façon qui ne serait tolérée par aucune municipalité indienne bien réglée. »

« Nous sommes pénétrés de la gravité de cette situation, et, afin de parer aux inconvénients d'un pareil état de choses, nous demandons que, si ces Conseils mettent en vigueur des mesures qui sont basées sur les conclusions de la Conférence sanitaire de Vienne, ils doivent exactement s'y conformer. Par conséquent, les navires venant de l'Inde qui n'auraient pas un cas de choléra pendant la traversée devraient pouvoir compter leurs jours de voyage comme faisant partie d'une quarantaine qui ne dépasserait pas un terme de huit ou tout au plus de dix jours.

« Nous répétons enfin que les opinions que nous avons avancées ne sont pas de pures expressions théoriques, mais des déductions tirées de faits positifs. Deux fois pendant ces dernières années, elles ont été mises à l'épreuve et ont été trouvées justes. En 1876 et en 1881, une maladie qu'on croyait être la peste s'était déclarée en Mésopotamie. Des craintes vagues que cette maladie ne fût transmise en Égypte et en Europe par voie de mer donnèrent lieu à des mesures restrictives très vexatoires pour la navigation de la mer Rouge. En dépit de nos représentations et malgré la conviction que nous avions de l'inutilité de ces mesures, nous fûmes obligés de mettre effectivement en quarantaine les provenances du golfe Persique pour éviter de compromettre les départs de l'Inde à leur arrivée à Suez. Bien qu'on ne fît pas le moindre cas de nos remontrances, le résultat vint prouver que les mesures vexatoires dont notre commerce de l'Inde avait été frappé n'avaient pas leur raison d'être et que notre manière de voir était la plus correcte, car la maladie mésopotamienne n'a jamais montré la moindre tendance à se transmettre par voie de mer, et le cri d'alarme jeté par le Conseil international de santé d'Égypte était dépourvu de fondement. »

On a pu déjà voir, par les notes sommaires que j'ai semées dans le cours de la communication anglaise, sur quels points porte notre dissentiment; mais plusieurs de mes remarques méritent un plus grand développement.

Ainsi, quand il est dit qu'indépendamment des conditions inconnues qui font naître le choléra dans l'Inde ces conditions se présentent aussi quelquefois en d'autres pays, on avance une assertion contredite par les faits en ce qui concerne l'Europe, et, par là, on met en doute l'efficacité des mesures de quarantaine. De même, quand, pour combattre les conclusions des Conférences de Constantinople et de Vienne sur ce point, on vient nous dire que l'historique du choléra dans l'Inde, tracé depuis cette époque par les médecins spéciaux attachés aux diverses provinces, a mis en lumière un ensemble de faits d'une valeur immense que les Conférences de Constantinople et de Vienne n'avaient pas l'avantage de connaître, on attribue à ces médecins des mérites qui ne leur appartiennent pas. Oui, certes, l'histoire du choléra dans l'Inde s'est enrichie, dans ces dernières années, de notions nouvelles d'une importance capitale; mais ces notions ne sont pas dues aux médecins anglais de l'Inde qui, à l'exemple de leurs prédécesseurs, n'ont fait qu'embrouiller la question par l'idée préconçue de ne considérer que l'intérêt anglais au point de vue le plus étroit.

A la Conférence de Constantinople, cette tendance existait déjà, et il n'a fallu rien moins qu'une étude très attentive des faits pour mettre en évidence les causes qui favorisaient l'extension du choléra dans l'Inde.

Je démontrerai plus loin quelles sont les acquisitions nouvelles faites par l'étiologie du choléra dans l'Inde, et il en ressortira que les autorités médicales de l'Inde n'y sont pour rien.

Lorsque la note prétend, à l'appui de l'innocuité des provenances indiennes, que, pendant une longue série d'années, ces provenances n'ont en réalité été assujetties en Égypte à aucune restriction quarantenaire, elle avance une assertion inexacte : ces restrictions ont été plus ou moins sévères, selon les circonstances; et quand elle invoque le témoignage de M. Dickson pour prouver que, malgré cette absence de restrictions, le choléra, depuis nombre d'années, n'a pas été importé *directement* de l'Inde en Égypte, elle joue sur le mot *directement*. Sans doute, l'importation directe a été rare, mais que l'on consulte la note ajoutée par M. Dickson à la communication qu'il était chargé de faire, et l'on verra que si le choléra, dans ces circonstances, n'a pas été importé *directement* en Égypte, c'est grâce aux mesures quarantenaires qui furent prises.

Ces faits d'ailleurs avaient été dans leur temps signalés par moi au Comité.

Dans le passage où, faisant appel au rapport de M. le docteur Radcliffe, médecin du bureau de santé en Angleterre, qui montre le choléra à l'état de diffusion en Europe depuis 1865 jusqu'à 1874 (ce que nous avons exposé nous-même maintes fois), on s'est bien gardé de dire quelle était l'origine de l'épidémie en question, et l'on s'est servi de cet exemple pour prouver l'absence de danger du côté de l'Inde par mer, comme si ce danger n'avait pas été évité par les mesures prises à Suez depuis 1865.

Passant à l'utilité des quarantaines, la note se plaint de ce qu'en Égypte, contrairement aux conclusions de la Conférence de Vienne, on ne tienne pas compte de la durée, ni des circonstances du voyage, et elle ajoute (ce qui est vrai) que cela tient à l'absence de confiance dans la teneur des patentes délivrées et dans les déclarations des capitaines. Est-ce que les faits ne justifiaient pas ce manque de confiance? Aujourd'hui, on promet des renseignements précis sur l'état sanitaire de l'Inde, cela est bien; mais on tire des conséquences erronées de cet état sanitaire et l'on prétend imposer, à ce point de vue, l'opinion des autorités anglaises comme faisant loi. Bien plus, nous avons acquis, par des faits récents, la conviction que les précautions édictées par la loi anglaise à l'égard des navires partant de l'Inde ne sont pas exécutées, et qu'ainsi, par exemple, le nombre de personnes embarquées est toujours supérieur à celui déclaré dans la patente, de manière à pouvoir dissimuler les cas de mort pendant la traversée. C'est ce qui eut lieu pour les navires prétendus indemnes de choléra venant de Bombay à Aden, et qui cependant avaient eu des décès cholériques.

Les rapports du docteur Duca, médecin de la quarantaine de Camaran, ne laissent aucun doute à cet égard. Ainsi l'absence de sincérité est la règle dans les déclarations faites dans les ports anglais de l'Inde.

En veut-on encore une preuve? Les patentes délivrées à Calcutta tout récemment étaient délivrées *nettes*, alors qu'une recrudescence cholérique s'y manifestait avec une mortalité considérable. Quelle valeur attacher à de telles déclarations?

Je n'insiste pas sur l'impertinence à l'adresse de M. Dickson et du Conseil international à propos de l'épidémie d'Amritzar : la Commission y a répondu pertinemment.

Quant au conseil donné à la Turquie d'employer l'argent consacré aux quarantaines au nettoyage et aux améliorations hygiéniques des ports et des villes de l'intérieur, et à celles impérieusement requises dans la ville de la Mecque, ce conseil assurément mérite considération, mais ne peut-il pas être retourné avec avantage contre ceux qui le donnent?

Est-ce que l'état hygiénique des ports de l'Inde et en particulier de la ville de Calcutta a quelque chose à envier, au point de vue de l'insalubrité, aux villes et aux ports de la Turquie?

Je puis rappeler la description que j'ai présentée au Comité en 1876 des cloaques infects de la ville de Calcutta appelés *tanks*, où grouille toute une population sordide, et qui certainement contribuent à entretenir le choléra parmi elle. Le tableau que j'en ai tracé était extrait des rapports officiels adressés à l'autorité supérieure, et rien n'indiquait que cet état de choses fût sur le point d'être modifié. C'est qu'en effet aujourd'hui, comme au moment de la Conférence de Constantinople, autant l'autorité anglaise est attentive à l'amélioration du bien-être et de l'hygiène de ses soldats, autant elle est indifférente en ce qui concerne les indigènes : c'est ce qui me faisait affirmer que cette indifférence avait son retentissement sur les troupes anglaises, qui souffraient beaucoup du choléra dans ce pays infecté.

Je n'entends pas dire par là que depuis 1869 l'autorité anglaise n'ait rien fait pour améliorer l'état hygiénique de Calcutta et d'autres villes indiennes, le reproche serait injuste; car de grands travaux ont été faits à Calcutta pour procurer de bonne eau potable à la population et pour créer des égouts; mais les *tanks* n'ont point été supprimés dans les quartiers hindous, et la même insalubrité y règne, avec les mêmes conséquences quant au choléra.

Le reproche adressé à la Turquie est donc, avec plus de raison peut-être, applicable aux autorités anglaises dans l'Inde, qui restent impuissantes devant l'inertie séculaire de la population autochtone et devant les dépenses qu'entraîneraient les travaux d'assainissement à entreprendre.

Pour conclure, la note, après tant de protestations bruyantes, adoucit singulièrement ses prétentions, puisqu'elle en vient à demander que les navires venant de l'Inde qui n'auraient pas eu de choléra pendant la traversée devraient pouvoir compter leurs jours de voyage comme faisant partie d'une quarantaine qui ne dépasserait pas un terme de huit ou tout au plus de dix jours. Sur ce point, nous sommes d'accord, et telle est la règle en Turquie, en Égypte et chez nous, mais à la condition que les *déclarations seront reconnues sincères*. Toute la question est là.

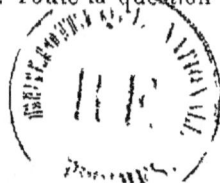

3

Voyons à présent les réponses du Conseil international de santé.

La première réponse fut présentée le 19 septembre au nom d'une commission composée de MM. les docteurs Mahé, Bartoletti et Stékoulis, rapporteur.

Le rapport traite successivement les deux questions soulevées par la note anglaise, savoir :

1° Les ports indiens et les navires venant des Indes ont-ils présenté un danger réel pour l'Égypte et le littoral de la Méditerranée?

2° Dans ce cas, les mesures quarantenaires peuvent-elles fournir une preuve d'efficacité contre un pareil danger?

Sans vouloir approfondir les motifs qui ont dicté les conclusions des Conférences de Constantinople et de Vienne jusqu'en 1874, la Commission s'en tient aux faits récents qui ont marqué le pèlerinage de la Mecque de 1881, c'est-à-dire l'importation du choléra dans le Hedjaz et l'apparition de cette maladie au lazaret de Camaran.

Relativement à l'épidémie d'Amritzar, au sujet de laquelle la note anglaise adresse un reproche d'ignorance à M. Dickson et au Conseil de santé, rien n'est moins fondé que ce reproche. Il était notoirement connu par les journaux anglais (*Lancet* des 27 août et 29 octobre 1881) que depuis le mois de mai de l'année précédente une violente épidémie de choléra sévissait dans le Pendjab et avait ravagé un grand nombre de villes de cette province, parmi lesquelles Mean-Meer et Lahore, dont les garnisons avaient dû être évacuées. Dans cette province se trouve *Amritzar*, où sévit une grande épidémie qui causa 72 décès pour 1,000 habitants, qui attaqua les Européens et donna à la ville l'aspect d'une nécropole. Cette épidémie fut désignée par l'autorité anglaise sous le nom de *fièvre fatale*, expression vague, fort peu médicale et appelée, d'autre part, *fièvre cholérique*.

Pour nous, dit la Commission, à cette époque cette épidémie était au moins suspecte de choléra, peut-être à forme particulière, et en tout cas grave par la possibilité de sa propagation. Nous connaissions parfaitement les distances qui séparent *Amritzar* des divers ports d'embarquement et notamment de Bombay; nous savions quelles étaient les diverses voies de communication ferrées qui y mènent rapidement, et nous pouvions par conséquent apprécier le danger qui en résultait. Le reproche est donc mal placé.

Le rapport de la Commission rappelle ensuite comment, d'après les documents officiels anglais, le choléra fut transporté de Bombay à Aden en 1881 par le navire *Columbian*, et comment le choléra se manifesta à la Mecque peu après l'arrivée à Djeddah du *Columbian*, admis à libre pratique.

Ces faits prouvent (ajoute la Commission) qu'après une violente épidémie dans l'Inde, le choléra fut propagé au Hedjaz, indemne de tout accident cholérique l'année précédente.

Ainsi, indépendamment des épidémies qui ont servi de bases aux travaux des Conférences sanitaires jusqu'en 1874, il reste établi, par l'épidémie de 1881, que l'Inde anglaise est une source de choléra, dont la propagation au dehors est favorisée par le développement des voies de communication dans ce pays.

Relativement à la seconde question, celle des quarantaines, le rapport de M. Stékoulis fait d'abord observer qu'il ne s'agit pas de l'état hygiénique des villes de la Turquie, qui certes laisse beaucoup à désirer, mais qui, en tout cas, n'a jamais fait naître le choléra.

Quant aux quarantaines, il s'agit de savoir si la question d'humanité ne prime pas celle des intérêts purement commerciaux.

Les Conférences sanitaires internationales ont répondu par l'affirmative.

Cependant, au point de vue du danger et des mesures à prendre, il importe de faire la distinction entre les provenances ordinaires de l'Inde et les navires chargés de pèlerins; or, cette distinction n'est pas établie dans la communication anglaise. Au sujet des règlements quarantenaires actuels contre les provenances de l'Inde et en particulier contre les navires à pèlerins, une Conférence sanitaire internationale nouvelle pourrait seule y apporter des modifications.

Cette première réponse faite par la Commission laisse sans doute à désirer sous le rapport de la fermeté et de l'ampleur des vues; elle présente en outre quelques idées erronées à l'endroit du choléra dans l'Inde, mais enfin elle réfutait suffisamment les prétentions anglaises.

L'ambassade britannique ne se considéra pas comme battue, et, par l'organe de M. Dickson, elle présenta une réplique dans la séance du 17 octobre.

3.

Cette réplique est spécieuse, et elle porte sur les points faibles du rapport de la Commission.

M. Dickson établit, en effet, qu'il n'y a pas de lien entre les pèlerinages hindous qui propagent le choléra dans l'Inde et le pèlerinage des musulmans à la Mecque, et qu'il n'y a pas lieu, par conséquent, de rattacher l'importation du choléra à la Mecque aux fêtes hindoues; que, d'ailleurs, les recrudescences observées à Bombay et à Calcutta sont indépendantes des épidémies dans l'intérieur de l'Inde; que le choléra s'est manifesté en Europe à cinq reprises différentes jusqu'à la fin de 1873, et qu'il n'y est parvenu qu'une seule fois en 1865, par la voie de la Mecque et de la mer Rouge[1]. Donc (dit M. Dickson) cette voie n'est pas aussi dangereuse qu'on le prétend. Je n'ai pas besoin de rappeler par où pêche sur ce point l'argumentation de M. Dickson.

Il arrive alors à la fameuse et commode doctrine qui veut que, dans les ports où le choléra est endémique, l'exportation ne soit à craindre que quand la maladie y règne épidémiquement. Il voudrait donc que, à part cette circonstance, la patente fût délivrée *nette*. Mais comme, nous le savons maintenant par expérience, de grandes épidémies ne se produisent jamais dans ces ports, il s'ensuit, ainsi qu'on l'a vu plus haut, que la patente est toujours délivrée *nette*.

Il appelle ensuite l'attention sur un tableau indiquant les manifestations du choléra dans les diverses provinces de l'Inde, de 1875 à 1879, tableau qui ne signifie pas grand'chose, puisque les villes de Calcutta et de Bombay n'y sont pas étudiées séparément.

Cependant, à propos de Bombay, M. Dickson nous donne un tableau indiquant le chiffre hebdomadaire des décès cholériques dans cette ville pendant l'année 1877, marquée exceptionnellement par une recrudescence considérable comprise entre les mois de mai et d'août. Le maximum de la mortalité mensuelle y fut de 685, donnant une moyenne d'un peu plus de 22 par jour, chiffre comparativement élevé; mais on ne nous dit pas sur qui portait cette mortalité! Était-ce sur les habitants eux-mêmes ou sur des individus venus du dehors? Dans l'une ou dans l'autre supposition, la conséquence à en tirer serait bien différente.

---

[1] Nous savons que toutes les manifestations du choléra en Europe, depuis 1865 jusqu'en 1874, se rattachent primitivement à cette invasion par la mer Rouge.

Quoi qu'il en soit (ajoute M. Dickson), le choléra ne fut pas importé en Égypte par les paquebots-poste venant de Bombay.

Comment (continue-t-il) admettre, comme le pense la Commission, que le choléra soit apporté de l'intérieur à Bombay, et ensuite, sur les navires, par les chemins de fer? Une personne atteinte du choléra ne voyage pas; tout au plus peut-elle le faire en cas de simple diarrhée dite *prémonitoire,* ou ayant le choléra à l'état d'*incubation prolongée,* comme paraît disposée à l'admettre la Commission.

Pour M. Dickson, cette incubation prolongée, ce choléra *latent,* est une pure supposition que rien ne justifie.

Les seules provenances à craindre (selon M. Dickson) seraient les navires chargés d'émigrants, de pèlerins, de troupes invalides.

Il arrive donc, en définitive, à reconnaître qu'à cet égard il y a danger. Il termine en déclarant que, tout en acceptant le principe de l'application des mesures quarantenaires aux provenances *brutes* de l'Inde, il n'admet pas que cette application soit justifiée à propos des provenances *nettes* qui n'ont eu aucun accident pendant la traversée.

Or, nous savons ce que M. Dickson entend par *provenances nettes.*

M. le docteur Mahé a répondu séance tenante à M. Dickson.

Sur le fait de la dissémination du choléra dans l'Inde par les pèlerinages, dit M. Mahé, tous les médecins sont d'accord, et il n'est pas entré dans l'idée de la Commission de rattacher les pèlenages hindous au pèlerinage musulman de la Mecque.

Si l'histoire du choléra a montré que depuis 1817 la maladie a été importée plusieurs fois en Europe par la voie de terre, elle n'y est venue qu'une seule fois par la mer Rouge en 1865. Cela ne prouve qu'une chose : d'abord, que c'est une fois de trop, et que vraisemblablement les mesures prises depuis lors contre l'invasion de l'Égypte ne sont pas restées sans efficacité ; et, de ce que la propagation du choléra du Hedjaz au bassin de la Méditerranée n'a pas eu lieu depuis 1865, il serait étrange d'en conclure que le danger de cette propagation n'existe pas.

Préserver le bassin de la Méditerranée a été l'objectif des Conférences de Constantinople et de Vienne, et tel est encore le nôtre.

Quant aux oscillations périodiques du choléra dans l'intérieur de l'Inde, elles n'intéressent qu'indirectement le débat.

Cependant, quoi qu'on ait dit du peu d'influence du réseau des chemins de fer anglo-indiens, il n'est pas niable que, d'une façon générale, ce réseau ne favorise la propagation de la maladie.

N'a-t-on pas vu en 1865 le choléra transporté à grande distance par chemins de fer?

Aussi M. Mahé est-il étonné d'entendre M. Dickson soutenir que les pèlerins de l'Inde atteints du choléra ou en puissance de ses germes ne peuvent ni prendre le chemin de fer, ni en profiter pour se rendre à leur destination.

L'expérience de l'année dernière n'a-t-elle pas fait voir que les pèlerins venant de l'océan Indien au Hedjaz sont très souvent porteurs de ce choléra léger, dit *cholérine* (choléra *fruste* en quelque sorte), qui leur permet d'arriver au Hedjaz, et que là, trouvant un milieu favorable, le mal éclate pour revêtir des formes plus intenses et acquérir une aptitude redoutable à la propagation? Voilà l'étincelle qui, partie des Indes et ayant en quelque sorte couvé à bord des navires, tombe sur le Hedjaz et produit l'incendie.

Je dois dire en passant que, à mon sens, les faits ne sont pas d'accord avec la doctrine qui admet un *choléra latent* d'une durée indéfinie. Je m'expliquerai plus loin sur cette doctrine bien hasardée.

A l'appui du danger que fait courir le port de Bombay, M. Mahé invoque les faits du *Columbian*, et de *l'Hesperia*, et ce qui s'est passé au lazaret de Camaran.

Il rétablit les faits relatifs au *Columbian* d'après les relations officielles anglaises.

Il trouve l'opinion du docteur Dickson trop exclusive quand il propose de réserver les mesures restrictives aux seuls navires chargés de pèlerins, d'émigrants et de soldats malades.

Quant à la patente délivrée *nette* par les autorités anglaises, les faits ont montré quelle créance on peut lui accorder.

La logique des faits demande que les pèlerins d'au delà du détroit de Bab-el-Mandeb, tous sans exception, soient soumis à une observation stricte et suffisamment prolongée en deçà du détroit, le plus loin possible du Hedjaz, à Camaran, enfin, où doit être organisé sur cette île magnifique un lazaret spacieux et salubre.

M. Mahé termine en déclarant qu'il ne cède ni à des hypothèses, ni à des théories, ni à des idées préconçues, ni à des faits anciens et lointains, mais qu'il s'appuie au contraire sur des faits récents de nature indiscutable.

Après le discours de M. Mahé, M. Dickson intervient de nouveau pour reconnaître qu'en effet *le Columbian*, ainsi que l'avait affirmé M. Mahé, avait pu transporter les pèlerins qui ont importé le choléra à la Mecque en 1881.

Puis le rapporteur, M. Stékoulis, a repris la parole pour confirmer ce qu'avait dit M. Mahé et ajouter une note additionnelle sur les pratiques quarantenaires anglaises dans l'Inde.

M. le docteur Bartoletti est ensuite venu apporter, en peu de mots, l'appui de son expérience à ce qui venait d'être dit par ses collègues.

Telle est la partie vraiment importante de la brochure dont je viens rendre compte; la suite n'a trait qu'à des explications sur des points secondaires que je résumerai le plus brièvement possible.

Dans la séance du 31 octobre, M. le docteur Dickson donna lecture d'un nouveau récit du choléra à Aden, présenté par les autorités sanitaires de l'Inde, récit évidemment imaginé à l'appui de la doctrine de la *patente nette* délivrée à Bombay, et concluant contre l'opinion qui attribue au *Columbian* l'importation du choléra à Aden.

Le Gouverneur général de l'Inde absout le *résident* d'Aden de n'avoir pas signalé l'existence du choléra sur les patentes de santé, attendu qu'il avait ordre de ne le faire que si la maladie était à l'*état épidémique* à Bombay; cependant, il reconnaît que la manifestation cholérique d'Aden, bien que légère, avait réellement un caractère épidémique. Bref, cette nouvelle communication n'est qu'un plaidoyer subtile et peu sincère à l'appui d'une mauvaise cause.

M. Mahé crut nécessaire d'intervenir de nouveau et de répondre à la communication de M. Dickson.

Il le fit d'abord au moyen du rapport officiel adressé à lord Dufferin par le résident politique d'Aden, sur la manifestation du choléra dans ce port en 1881. Ce document est la meilleure réponse possible aux subtilités des autorités sanitaires de l'Inde, c'est la vérité même, recueillie sur les lieux par une commission médicale.

M. Mahé analyse et réfute une à une toutes les assertions des médecins indiens qui sont en opposition avec les faits constatés par un médecin d'Aden; puis, arrivant au jugement porté par le Gouverneur général de l'Inde qui absout et blâme tout à la fois la conduite du résident d'Aden, il n'a pas de peine à montrer la contradiction qui en résulte.

Bref, M. Mahé rétablit clairement la vérité; il ajoute certains faits concluants relatifs au navire *l'Hesperia*, qui, contrairement aux déclarations anglaises, avait perdu six passagers et un chauffeur dans sa traversée de Bombay à Aden.

Il n'y a donc aucun doute possible, conclut-il. Le choléra a été importé cette fois, comme tant d'autres, des ports indiens directement au Hedjaz; de là, pour lui, la nécessité de faire subir à tout navire à pèlerins venant de l'océan Indien une longue et rigoureuse quarantaine à Camaran.

A la suite de ce discours, M. Stékoulis, puis M. Bartoletti, inspecteur général du service sanitaire ottoman, vinrent ajouter quelques considérations dans le même sens.

M. Bartoletti, pour clore le débat, formula plusieurs conclusions que je n'accepte pas toutes, notamment en ce qui concerne le caractère *net* de la patente délivrée dans les ports où le choléra est endémique, conclusions adoptées par le Conseil international de santé.

Enfin la clôture de la discussion fut prononcée dans la séance du 5 décembre 1882.

Par cet exposé, que j'aurais voulu abréger, des documents qui nous ont été transmis de Constantinople, j'ai voulu montrer comment les doctrines et les prétentions anglaises, à l'endroit du choléra dans l'Inde, avaient été combattues par les délégués des puissances européennes au Conseil international de santé.

Les critiques qui en ont été faites sont *en partie* d'accord avec les nôtres, et en définitive, même pour le représentant de l'Angleterre dans ledit Conseil, aboutissent à des résultats pratiques à peu près semblables.

Cependant, ainsi qu'on a pu le voir, il ne semble pas que la question du choléra dans l'Inde *soit encore suffisamment connue à Constantinople;* je pourrais dire généralement connue de la plupart des médecins. C'est pourquoi j'ai pensé qu'il serait à propos de faire suivre le travail dont je viens de donner lecture d'un exposé concis, mais aussi complet que possible, *des acquisitions que l'étio-*

logie et la prophylaxie du choléra ont faites depuis les Conférences de Constantinople et de Vienne. Ces acquisitions, j'ai eu maintes fois l'occasion de les faire connaître au Comité avec les faits à l'appui, mais il m'a paru qu'il serait utile de les résumer dans un même travail, ne serait-ce que pour n'en pas laisser perdre la mémoire et pouvoir les rapporter à qui de droit.

Post-scriptum : M. le docteur Stékoulis, qui a pris une grande part à la discussion de la note anglaise, vient de publier à Constantinople une brochure intitulée : *Le pèlerinage de la Mecque et le choléra au Hedjaz.* Ce travail, qui avait été déjà communiqué, en partie, au Congrès médical d'Athènes en avril 1882, est une compilation bien présentée de ce qui a été publié sur le pèlerinage de la Mecque. Une carte intéressante y est annexée.

Seulement, il est regrettable que, par suite de mauvaises informations, la partie de son mémoire relative aux épidémies de choléra à la Mecque de 1866 à 1881 renferme des erreurs graves, qu'il aurait pu éviter en consultant les publications faites à ce sujet dans le *Recueil des travaux du Comité consultatif d'hygiène,* que M. le docteur Mahé aurait pu mettre à sa disposition.

En outre, le silence complet que M. Stékoulis a gardé sur les travaux de la Conférence de Constantinople pourrait faire croire qu'il les ignorait, ou qu'il n'a pas jugé convenable d'en tenir compte. Et cependant M. Stékoulis, ni personne autre, n'y a rien ajouté, loin de là, au double point de vue de l'étiologie et de la prophylaxie du choléra. A part ces réserves, le travail de M. Stékoulis mérite d'être consulté. A. F.

DEUXIÈME PARTIE.

RAPPEL DES DOCTRINES ÉTIOLOGIQUES ET DES RÈGLES PROPHYLACTIQUES
CONCERNANT LE CHOLÉRA, POSÉES PAR LES CONFÉRENCES DE CONSTAN-
TINOPLE ET DE VIENNE.

(Séance du 19 février 1883.)

Avant d'exposer les progrès accomplis, il importe de rappeler
brièvement les lois fondamentales de l'étiologie et les règles de la
prophylaxie du choléra posées par les Conférences de Constantinople et de Vienne.

Cela est d'autant plus nécessaire, que les travaux de ces Conférences et les conséquences pratiques qui en sont résultées sont
encore généralement peu connus de la plupart des médecins,
malgré le livre de M. le docteur Proust, où ils sont si bien résu-
més. Dans ces derniers temps, on n'y a vu que les quarantaines
instituées dans la mer Rouge, qui ont si heureusement préservé
l'Europe contre l'importation du choléra par les pèlerins de la
Mecque. Ces quarantaines sont sans doute le résultat le plus important de l'œuvre des Conférences, mais elles sont loin de donner
une idée de l'immensité de la tâche qu'elles ont accomplie.

L'Europe, délivrée du choléra depuis plusieurs années, venait,
en 1865, d'être envahie de nouveau d'une manière soudaine par
une épidémie importée en Égypte par des navires chargés de pèlerins revenant de la Mecque.

La diffusion rapide qui s'ensuivit dans tous les sens causa une
émotion très grande en Europe. De là l'idée de la Conférence internationale de Constantinople, qui devait avoir pour objet de
rechercher *les causes primordiales du choléra, d'en étudier les caractères
et la marche, et de proposer les moyens pratiques de le circonscrire et de
l'étouffer à son origine.*

L'accomplissement de ce programme n'a pas demandé moins
de huit mois d'un travail assidu.

Préparé par mes études antérieures pendant la guerre d'Orient, je fus chargé par mes collègues : d'abord, de récapituler, dans un travail d'ensemble, les travaux préparatoires de six sous-commissions chargées d'étudier les diverses parties du programme de la Conférence. Ce travail d'ensemble porte le titre de *Rapport général sur l'étiologie du choléra*. Il comprend les réponses données par la Conférence à toutes les questions de son programme relatives à *l'origine*, à *l'endémicité*, à la *transmissibilité* et à la *propagation du choléra*.

Il est la résultante d'une masse de documents apportés de toutes parts et analysés avec soin, qui permirent de formuler des *lois étiologiques* fondamentales dont aucune jusqu'ici n'a été infirmée.

J'eus ensuite à faire un second rapport concernant la *prophylaxie* du choléra considérée au point de vue des mesures à prendre pour prévenir de nouvelles invasions de la maladie en Europe.

C'est la partie originale et tout à fait personnelle de ma tâche, celle à laquelle, naturellement, j'attache le plus d'importance.

Les conclusions de ce rapport ont entièrement été approuvées par la Conférence, et je puis ajouter qu'elles ont été également sanctionnées par les résultats obtenus.

L'*étiologie* du choléra a été étudiée par la Conférence dans l'*Inde* et hors de l'*Inde*.

On savait sans doute déjà que le choléra était originaire de l'Inde, et il était généralement admis qu'il avait sa source dans la vallée du Gange; mais on ignorait encore si là était le foyer exclusif de la maladie qui, à diverses reprises, avait envahi l'Europe.

Il fut bientôt établi par des documents irrécusables que le choléra n'avait pas pour foyer permanent unique la vallée du Gange, qu'on l'observait, en outre, à l'état endémique, sur plusieurs points limités de la péninsule indienne non encore tous déterminés avec précision, et parmi lesquels on pouvait citer, outre Calcutta, Arcot près de Madras, et Bombay sur la côte de Malabar. Outre ces foyers permanents, on signalait, comme *foyers périodiques,* certains pèlerinages hindous où le choléra régnait souvent à l'état épidémique.

A part ces deux ordres de foyers, les documents anglais établissaient que, dans la majeure partie de l'Inde, le choléra ne faisait apparition qu'à des époques indéterminées et sous forme épidémique.

L'origine première du choléra, la cause qui fait que la maladie se maintient à l'état endémique dans certaines localités, échappant à toutes les investigations, il restait à préciser les rapports entre les principaux foyers endémiques et les épidémies qui viennent de temps à autre envahir les provinces ordinairement indemnes de la maladie.

Sous ce rapport, les documents anglais étaient insuffisants.

Ils se contentaient de signaler certaines causes adjuvantes : les mouvements de troupes, certains pèlerinages, etc. ; mais on n'avait pas apprécié l'importance réelle de ces diverses causes. Cependant, en 1864, trois grandes commissions médicales avaient été chargées d'étudier les causes de la propagation du choléra, et leur attention s'était portée sur les pèlerinages ainsi que sur les moyens d'en atténuer les effets.

L'insouciance du gouvernement de l'Inde jusque-là s'expliquait par l'ignorance de la propriété contagieuse de la maladie et par la persuasion qu'il suffisait d'appliquer aux troupes anglaises les règles d'une bonne hygiène pour les en préserver.

Il ne fallut rien moins qu'une longue expérience et les ravages croissants du choléra dans l'armée anglaise pour faire reconnaître la nécessité de combattre dans sa source un mal dont la transmissibilité n'était plus niable.

On comprit enfin qu'il fallait prendre en considération les populations indiennes.

Malgré la pénurie des documents qui lui étaient communiqués, la Conférence parvint à dégager le rôle de chacun des principaux facteurs des épidémies cholériques dans l'Inde.

Sans entrer dans toutes les considérations de détail que comportait cette étude, je résume les résultats obtenus dans les propositions suivantes :

1. Il existe dans l'Inde plusieurs foyers endémiques de choléra dont le nombre est indéterminé, mais dont les principaux sont Calcutta et Bombay. La vallée du Gange n'est pas l'unique foyer permanent de la maladie.

2. Le choléra sévit, en outre, à l'état d'épidémies qui se manifestent, à des époques plus ou moins éloignées, dans les provinces de l'Inde qui en temps ordinaire sont exemptes de la maladie.

3. Les pèlerinages hindous, si nombreux, sont la plus puissante

de toutes les causes qui concourent au développement et à la propagation des épidémies de choléra dans l'Inde.

Ces trois propositions résumaient clairement la situation.

Les foyers endémiques sont la source première de la maladie; les pèlerinages où la maladie est importée deviennent des foyers de renforcement et d'expansion, dont les épidémies intermittentes dans les provinces indemnes de l'Inde sont la conséquence.

Ces propositions, sans doute, laissaient encore bien des points obscurs dans l'étiologie indienne du choléra; néanmoins elles constituaient un progrès considérable sur nos connaissances antérieures et donnaient une base à la prophylaxie.

En dehors de l'Inde, la Conférence établit que, à part certaines contrées voisines où la question restait douteuse, aucun pays ne donnait spontanément naissance au choléra, qui ne s'y développait qu'à la suite d'une importation. C'est ainsi qu'une longue enquête permit d'écarter le Hedjaz (où la maladie apparut pour la première fois en 1831 et ne se manifesta depuis que d'une manière intermittente) des pays générateurs du choléra.

En dehors de l'Inde, le choléra n'est donc avec certitude endémique nulle part, et quand, dans ces pays, une épidémie se développe par le fait d'une importation, la maladie, après une durée variable et des oscillations plus ou moins nombreuses, finit par s'y éteindre entièrement, pour n'y reparaître qu'après une nouvelle importation. Telle est particulièrement la condition de l'Europe, où cette loi n'a pas été démentie, malgré plusieurs tentatives pour y porter atteinte et les efforts faits pour confondre avec le choléra *asiatique envahissant* la maladie connue de tout temps sous le nom de *choléra nostras.*

La Conférence s'est appliquée à mettre en évidence les caractères différentiels qui séparent ces deux états morbides.

Sur les questions de la transmissibilité et de la propagation du choléra, la Conférence n'a laissé aucun doute, et elle a formulé la proposition fondamentale suivante :

C'est une *loi jusqu'ici sans exception que jamais une épidémie de choléra ne s'est propagée d'un point à un autre dans un temps plus court que celui nécessaire à l'homme pour s'y transporter.*

Cette proposition mettait à néant l'opinion de ceux qui prétendaient que le choléra pouvait être transporté au loin par l'atmosphère.

Le choléra se propage uniquement par importation humaine, c'est-à-dire par l'homme et ce qu'il importe avec lui.

Loin d'être transporté au loin par l'atmosphère, le principe du choléra se détruit rapidement à l'air libre, tandis qu'il se conserve pour ainsi dire indéfiniment lorsqu'il *est confiné* à l'abri du contact de l'air. D'où des indications très nettes pour la prophylaxie.

Pour que le choléra se propage dans une localité *saine* deux conditions sont indispensables : un *arrivage infecté* et des *circonstances* qui *favorisent* la *transmission*.

L'expérience en effet a montré qu'il y a des individus et des localités réfractaires au choléra. Cette importante question a été étudiée avec beaucoup de soin par la Conférence. A mon sens, cette question de l'immunité était à coup sûr une des plus intéressantes à résoudre au point de vue de la prophylaxie; cependant elle fut considérée comme encore bien obscure, malgré les recherches déjà faites à ce sujet, notamment celles de Pettenkofer, qui sont trop connues pour que je m'y arrête. Nous verrons plus loin si les acquisitions récentes faites en étiologie n'ont pas résolu un côté du problème.

Je ne m'arrête pas à toutes les questions secondaires qui se rattachent à l'étiologie, aux agents de la transmission, aux véhicules du germe cholérique, à l'influence des masses agglomérées, aux mauvaises conditions hygiéniques, au rôle épurateur des déserts que traversent les caravanes, etc.; et j'ai hâte de passer à la prophylaxie.

Cette partie du programme de la Conférence fut traitée dans trois rapports distincts, avec des annexes complémentaires : *mesures d'hygiène*, — *mesures de quarantaine*, — *mesures à prendre en Orient*.

Je ne dirai rien des mesures d'hygiène, qui ne sont pas spéciales au choléra, ni des mesures de désinfection, qui ont été aussi bien exposées que le comportait l'état de la science en 1866.

Quant à la question des quarantaines, elle a été traitée avec beaucoup de compétence par M. le docteur Bartoletti.

Les quarantaines ont fait preuve d'efficacité partout où elles ont été appliquées dans des conditions convenables.

En *Europe*, quand le choléra y règne, elles perdent beaucoup de leur efficacité, à raison de l'impossibilité de les appliquer aux provenances de terre. Il s'ensuit que leur application aux provenances maritimes n'atteint qu'un but restreint, qui toutefois est encore utile. Il n'en est plus de même en dehors, ou sur les confins de l'Europe, dans les régions peu peuplées où des cordons sanitaires peuvent être pratiqués avec avantage contre l'invasion du choléra.

Telle fut à peu près la doctrine qui prévalut.

Vient maintenant l'œuvre capitale de la Conférence au point de vue de la prophylaxie.

Le rapport où la question est traitée est intitulé : *Mesures à prendre en Orient pour prévenir de nouvelles invasions du choléra en Europe.*

L'idée de s'opposer à de nouvelles invasions du choléra en Europe reposait : d'une part, sur l'efficacité très restreinte des quarantaines une fois l'Europe envahie ; et, d'autre part, sur la loi déclarant qu'une épidémie de choléra en cours d'évolution en Europe ne pouvait, une fois éteinte, y reparaître que par une nouvelle importation.

Le plan que nécessitait le résultat à atteindre comprenait d'abord l'étude des principales routes suivies par le choléra partant de l'Inde pour parvenir en Europe. Les documents mis à ma disposition me permirent de déterminer en quelque sorte, étape par étape, la voie suivie au N. O. par le choléra, depuis l'Inde jusqu'en Russie à travers l'Afghanistan, la Perse, le Turkestan et les steppes qui aboutissent à Orenbourg et à la mer Caspienne. C'est la *voie de terre*, par laquelle de 1823 à 1829 eurent lieu plusieurs importations avortées ; mais l'invasion de la Russie et de l'Europe, en 1830 et en 1847, eut lieu par une autre route à travers la Perse et par le littoral de la mer Caspienne.

L'itinéraire de ces deux invasions a été tracé dans le rapport en question, et il a été confirmé et complété par M. le docteur Proust dans une mission dont il fut chargé à cet effet en 1869.

Le rapport si intéressant de M. Proust sur cette mission a été publié dans le tome IV (1875) du *Recueil des travaux du Comité.*

Quant à l'invasion de 1865 par la mer Rouge, tous les détails en ont été fixés dans le rapport fait à la Conférence par M. le docteur Bartoletti avec une carte indiquant la marche de la maladie, carte dont la signification est saisissante. C'est ce que nous avons appelé la *voie maritime.*

Il restait à mettre à profit ces notions pour le but à atteindre.

La première pensée était de combattre le choléra à son origine dans l'Inde, d'y éteindre les foyers permanents d'où la maladie rayonne sous forme d'épidémies envahissantes ; mais cette idée rationnelle rencontrait des obstacles insurmontables dans l'état insuffisant de nos connaissances sur la genèse du choléra. Force était donc de se contenter d'appeler l'attention du Gouvernement anglais sur la nécessité de faire étudier avec soin les questions relatives à l'endémie cholérique, et, en attendant, d'appliquer d'urgence les mesures propres à restreindre le développement des épidémies cholériques en tenant compte des faits acquis.

Dans l'*Inde même*, prenant en considération le rôle des pèlerinages hindous, soumettre ces agglomérations à des règles de police sanitaire restrictives et à des mesures hygiéniques déjà mises en pratique à Conjévéram par le docteur Montgomery en 1864. Ces mesures sont détaillées dans le rapport.

Au point de vue de l'*exportation* par la *voie maritime*, les moyens recommandés sont : l'application stricte et l'amélioration du règlement concernant la police sanitaire des navires et particulièrement de ceux qui transportent des pèlerins; la suspension de l'embarquement de ceux-ci dans les ports où règne le choléra à l'état épidémique, etc.

Ces vœux concernant la police sanitaire des embarquements de pèlerins furent pris en considération par les autorités anglaises, pendant quelque temps au moins; mais nous avons pu voir, par les derniers événements, qu'il n'en était plus ainsi, et qu'un grand relâchement s'était opéré dans la police des embarquements.

Ainsi, d'une part, diminuer autant que possible, par des mesures de police sanitaire bien appropriées, l'influence des pèlerinages sur la propagation du choléra dans l'Inde; et, d'autre part, s'opposer à l'exportation de la maladie par la voie maritime.

Cependant ces précautions, toutes bonnes qu'elles fussent, ne pouvaient donner une garantie suffisante pour préserver l'Europe.

C'est alors que fut conçu et développé par le rapporteur le plan des mesures à prendre dans les pays intermédiaires entre l'Inde et l'Europe.

En ce qui concernait la *voie maritime*, c'est-à-dire la défense de la mer Rouge et de l'Égypte, la première idée fut d'instituer au détroit de Bab-el-Mandeb, sur l'île de Périm ou dans son voisinage, un établissement sanitaire international où tous les navires entrant dans la mer Rouge devaient être arraisonnés.

Des considérations politiques firent écarter ce projet. A défaut de Périm, on pensa à l'île de Camaran, sur la côte arabique, à petite distance de Hodeidah. Cette île réunissait de grands avantages au point de vue des ressources, mais elle avait l'inconvénient, comme toute île de la mer Rouge, de pouvoir être évitée par les navires à surveiller. L'expérience faite l'année dernière au lazaret établi à Camaran a montré la justesse de cette prévision.

L'objectif du rapporteur devint alors de constituer l'Égypte comme barrière infranchissable contre l'importation du choléra en Europe, et par conséquent de défendre l'invasion de ce pays par des mesures efficaces.

Ces mesures furent tout une organisation à créer, surtout en vue du pèlerinage de la Mecque : postes d'observation sur divers points bien choisis du littoral de la mer Rouge; réglementation hygiénique du pèlerinage à la Mecque même, dont l'application était confiée à des médecins musulmans; surveillance sanitaire instituée à Djeddah, principal port servant d'échelle à la Mecque; création d'un poste de médecin français dans cette résidence.

Enfin, dans le cas où le choléra se manifesterait parmi les pèlerins, rupture de toutes communications entre eux et l'Égypte par la voie maritime jusqu'à cessation complète de la maladie.

Mais comme le Gouvernement ottoman, dans un intérêt politique, faisait opposition à cette mesure radicale, elle fut remplacée par une quarantaine obligatoire subie par les pèlerins sur un point du littoral arabique bien approprié et situé à égale distance de Djeddah et de Suez, c'est-à-dire à une distance assez grande de l'Égypte pour éviter toute compromission; c'est la station quarantenaire d'*El-Ouedj*, bien connue du Comité. Un autre poste de quarantaine fut établi à *Djebel-Tor*, à l'entrée du golfe de Suez, pour les provenances moins dangereuses que celles du pèlerinage.

A *Suez* devait résider une autorité internationale, capable de faire exécuter les prescriptions de la Conférence et de défendre ainsi l'Égypte, qui devenait la clef de la situation, la barrière interposée entre le choléra et l'Europe.

Ce système de défense, adopté et recommandé par la Conférence, a été mis à exécution et a fonctionné avec plus ou moins de régularité jusqu'à ce jour. Il a fallu de notre part beaucoup d'insistance pour en obtenir le maintien.

Le Comité sait à quoi s'en tenir sur les difficultés que nous avons eu à combattre: opposition des autorités anglaises, mauvaise foi des capitaines qui exploitent les pèlerins, mauvais vouloir des autorités égyptiennes cédant à des pressions étrangères, etc., tout cela a été consigné dans mes nombreux rapports au Comité, insérés dans le recueil de ses actes. Je n'ai donc pas à y revenir.

L'ouverture du canal de Suez en 1869, en rendant la navigation à vapeur beaucoup plus active dans la mer Rouge et en ouvrant un passage dans la Méditerranée, vint aggraver le péril; néanmoins le système de défense a réalisé le résultat désiré, et depuis 1865 le choléra n'a plus reparu en Égypte.

Il me reste, pour terminer ce que j'ai à dire de l'œuvre de la Conférence, à exposer en peu de mots les mesures qu'elle a proposées contre l'importation du choléra en Europe par la *voie de terre*.

L'étude à ce sujet n'est pas la moins intéressante dans le rapport.

La *Perse*, par sa position intermédiaire entre l'Inde, l'Afghanistan, la Russie et la Turquie, a joué un rôle très important comme foyer secondaire des épidémies qui se sont propagées en Europe.

La Perse, de même que l'Inde, est le théâtre de nombreux pèlerinages qui, pendant toute une série d'années, y ont promené le choléra. Maintes fois le choléra a été importé en Mésopotamie par les pèlerins accompagnés de cadavres se rendant à Kerbelah et aux autres lieux saints vénérés des chiites; mais, de ce côté, l'importation s'est toujours éteinte faute de conditions favorables. C'est par le côté nord de la Perse, sur le littoral de la mer Caspienne, que, comme nous l'avons dit plus haut, le choléra a envahi la Russie et l'Europe en 1830 et en 1847; et, chose très curieuse, dans les deux cas, la route suivie a été la même, et cette route, très étroite, est située dans des conditions faciles à défendre, ainsi que M. Proust a pu le constater.

En ce qui touche la *Perse,* les conseils donnés portaient sur la nécessité d'y organiser un service sanitaire et d'y réglementer les pèlerinages. Elle devait, en outre, essayer de fermer les *portes* par lesquelles le choléra y pénétrait, soit du côté de l'Afghanistan, soit par le golfe Persique. Ces conseils eurent un commencement d'exécution, après quoi ce pays retomba dans son indifférence fataliste.

Depuis plusieurs années, le choléra est éteint en Perse; mais, en revanche, ce pays a été le théâtre d'épidémies de peste dont l'une a été importée en Russie (1877).

La *Turquie,* bien qu'ayant échappé à l'invasion du choléra par sa *frontière persane,* n'en fut pas moins invitée à compléter sa ligne de défense depuis sa frontière russe jusqu'au golfe Persique.

Le soin de se défendre désormais contre l'invasion et en même temps de défendre l'Europe fut confié à la Russie, qui devait instituer des moyens de protection sur son littoral de la mer Caspienne. Comment s'est-elle acquittée de cette tâche? Le rapport de M. Proust nous a renseigné sur ce point. Il est intéressant de le consulter.

La Conférence internationale tenue à Vienne en 1874 avait pour objectif principal de reviser l'œuvre de Constantinople. Toutes les lois fondamentales sur l'étiologie du choléra y furent confirmées, pour ainsi dire, sans contestation; et, quant aux mesures prophylactiques contre l'importation du choléra en Europe, elles reçurent à Vienne *une entière approbation.*

Les dissidences ne commencèrent à se montrer que quand il fut question de réglementer la prophylaxie quarantenaire en Europe lorsque le choléra y a fait invasion. L'antagonisme entre les intérêts sanitaires et commerciaux du nord et ceux du sud de l'Europe amena de vives discussions.

Le *Nord* soutenant que toute quarantaine devenait inutile; le *Sud,* au contraire, tout en admettant que les mesures de quarantaine avaient, quand l'Europe était envahie, perdu beaucoup de leur efficacité, reconnaissant qu'elles n'en étaient pas moins utiles dans certaines conditions.

La lutte se termina par une transaction, laissant à chaque État le soin de se défendre conformément à ses intérêts. Il y eut encore dissidence sur l'utilité des cordons sanitaires dans certaines conditions favorables que la majorité de la Conférence repoussa, mais qui, plus tard, en Russie, devait être préconisée par ceux-là mêmes qui l'avaient méconnue.

Mais je ne veux pas insister davantage sur l'œuvre de la Conférence de Vienne, attendu qu'elle a été l'objet d'un compte rendu très complet inséré dans le tome VI du *Recueil des travaux du Comité.*

Nous pouvons maintenant aborder le sujet principal de ce travail, à savoir : les acquisitions nouvelles faites depuis lors dans l'étiologie et la prophylaxie du choléra.

TROISIÈME PARTIE.

ACQUISITIONS NOUVELLES CONCERNANT L'ÉTIOLOGIE ET LA PROPHY-
LAXIE DU CHOLÉRA DEPUIS LES CONFÉRENCES DE CONSTANTINOPLE
ET DE VIENNE.

(Seance du 5 mars 1883.)

Les acquisitions nouvelles dont je veux parler se rattachent
principalement :

1° A l'*immunité* générale, par rapport au choléra, dont jouissent
les natifs dans les ports de l'Inde où la maladie est endémique;

2° A l'*immunité* relative observée parmi les populations du
Hedjaz quand le choléra y règne parmi les pèlerins;

3° A l'*immunité* temporaire et plus ou moins complète qui suit
partout une épidémie de choléra dans une localité quelconque.

Voilà trois grands faits dont les deux premiers avaient échappé
aux Conférences de Constantinople et de Vienne et dont le dernier n'avait pas été précisé avec toute la netteté désirable.

A ces trois faits principaux se rattachent des conséquences
secondaires dont la plus importante est celle-ci : que le développement d'une épidémie grave de choléra dans un pays quelconque
est *la preuve* que la maladie n'est pas endémique dans ce pays.

On comprend quelle est la portée pratique de cette proposition.

Je vais maintenant examiner les trois faits principaux dont il
vient d'être question.

1. *Immunité des natifs dans les ports de l'Inde où le choléra est endémique.*—Cette immunité nous a été révélée dans ces derniers temps
par les statistiques anglaises publiées dans un tout autre but. Nous
savions bien, à Constantinople et à Vienne, que les foyers endémiques dans l'Inde, combinés avec l'action des pèlerinages hin-

dous, étaient les agents propagateurs du choléra, soit dans l'Inde même, soit au dehors par la voie maritime; mais nous ignorions que ces foyers endémiques n'étaient jamais le théâtre d'une véritable épidémie. Aujourd'hui le fait est incontestable; les statis tiques de Bombay surtout ne laissent aucun doute à cet égard.

L'état endémique y subit des oscillations saisonnières, conformément à la règle observée pour toutes les maladies pestilentielles qui sont endémiques dans une localité; mais jamais à Bombay le choléra ne prend le caractère d'une épidémie grave. La dernière et la plus forte recrudescence qui ait eu lieu dans ce port remonte à 1877.

Dans les mois de juin, juillet et août de cette année, le chiffre des décès cholériques atteignit à Bombay des proportions inusitées, puisque dans le seul mois de *juillet,* où la recrudescence annuelle présente d'ordinaire son maximum, on constata 495 décès cholériques. Le consul de France à Bombay nous apprit à cette époque que, depuis le mois de juin, le choléra faisait des victimes parmi les équipages des navires mouillés dans le port. On comptait dans la ville plusieurs morts parmi les Européens. Or, malgré cet état de choses, les *autorités sanitaires de Bombay continuaient à délivrer des patentes nettes* aux navires en partance, déclarant que ce développement du choléra ne constituait pas *un état épidémique,* et que, par conséquent, la maladie ne devait pas être signalée sur la patente. Ainsi, à cette époque, était déjà inaugurée la doctrine commerciale anglaise, qui ne voit dans les ports où la maladie est en permanence que des cas sporadiques, sans aucune importance au point de vue de la transmission. Sans doute, les chiffres indiqués ne constituaient pas une grande épidémie pour une ville de 750,000 habitants, mais prétendre qu'une telle situation est sans danger au point de vue de l'exportation constitue une doctrine imaginée dans un but uniquement commercial. Les faits n'ont pas tardé à le démontrer.

Mais, d'abord, il importe de noter que la doctrine commerciale n'a plus cours dans l'Inde quand les intérêts du Gouvernement anglais y sont opposés. Ainsi, l'année dernière, à l'égard des troupes envoyées de l'Inde en Égypte, les précautions les plus minutieuses furent prises pour qu'elles n'importassent pas la maladie : quarantaine d'*observation;* examen médical des individus; élimination de toute personne suspecte; précautions hygiéniques à bord des navires, etc.

Aussi le choléra ne fut-il pas importé en Égypte par les troupes anglaises.

On voit par là ce qu'il faut penser de la fameuse doctrine, même aux yeux des Anglais.

D'autre part, les faits nous ont appris que le danger d'exportation du choléra en dehors d'un foyer endémique n'était pas uniquement proportionné au nombre des attaques qu'on y observait, mais tenait surtout à la condition des individus venus du dehors qui y séjournaient plus ou moins longtemps. Ce foyer, presque inoffensif pour les indigènes, devient très redoutable pour les étrangers, qui ne jouissent pas de la même immunité, et le danger est pour eux d'autant plus grand qu'ils se trouvent dans des conditions de misère physiologique plus prononcées. C'est pour cela que les pèlerins de la Mecque venant de toutes les parties de l'Inde pour s'embarquer à Bombay sont particulièrement exposés à y contracter la maladie, et d'autant plus qu'ils y séjournent dans les parties de la ville qui sont surtout les foyers du choléra, et qu'une fois embarqués ils se trouvent dans des conditions d'hygiène favorables à son développement.

Quant à la clientèle des paquebots-poste qui font le service des ports de l'Inde, elle se présente dans de tout autres conditions, et, en fait, il est rare que le choléra se manifeste à bord de ces paquebots.

De là une distinction fort importante sur laquelle j'ai insisté dans la pratique, au grand avantage de la navigation.

Si j'insiste particulièrement sur Bombay, c'est que, au point de vue européen, Bombay est le port le plus dangereux; mais les choses se passent de la même manière à Calcutta relativement à l'immunité des natifs.

Ainsi, *immunité* contre la maladie pour les natifs d'un foyer permanent de choléra, et, d'autre part. *susceptibilité* plus ou moins grande à la contracter pour les étrangers qui viennent y séjourner et qui l'importent au dehors, comme nous l'avons observé pour les pèlerins qui se rendent à la Mecque. Voilà des faits d'une importance capitale qui constituent des acquisitions nouvelles profitables pour l'*étiologie* et la *prophylaxie* du choléra.

Je laisse de côté, pour un instant, les explications applicables au fait de l'immunité des natifs d'un foyer permanent de choléra, mais je tiens à faire remarquer immédiatement que la même immunité existe dans les foyers permanents de *fièvre jaune*.

Ces foyers, que l'on constate sur le littoral de l'Atlantique depuis le golfe du Mexique jusqu'à Rio-Janeiro, présentent, comme ceux de choléra, des oscillations saisonnières et des recrudescences annuelles plus ou moins accusées, et pendant lesquelles les natifs échappent presque entièrement à la maladie qui, au au contraire, fait de nombreuses victimes parmi les étrangers non acclimatés et surtout parmi les équipages des navires qui font escale dans les ports où existe l'endémie.

Le développement et la propagation des épidémies de fièvre jaune sont, d'ailleurs, soumis à des lois particulières qui diffèrent de celles applicables au choléra; ainsi, à part les questions d'altitude et de climat, tandis que le choléra frappe de préférence les individus affaiblis par une cause d'épuisement vital quelconque, la fièvre jaune semble, au contraire, atteindre de préférence les fortes organisations. Mais il n'en est pas moins vrai que la question de l'*immunité*, d'une part, pour les natifs, et, d'autre part, celle de la *susceptibilité* pour les étrangers à contracter la maladie, se présentent exactement dans les foyers endémiques de fièvre jaune comme dans ceux de choléra.

Ajoutons que de ces foyers de fièvre jaune, si bénins pour les natifs, peuvent être importées dans des contrées plus ou moins voisines exemptes de la maladie des épidémies très meurtrières. Je citerai l'apparition de la fièvre jaune à Panama, importée par le chemin de fer établi sur l'isthme, et, de là, par les communications maritimes, sur le littoral du Pacifique dans les États de l'Équateur, du Pérou et de la Bolivie, où la maladie était inconnue, et où, après plusieurs épidémies graves, elle s'est éteinte et n'a plus reparu par le fait des précautions quarantenaires.

Puis vient l'importation de la fièvre jaune à Lisbonne en 1858, et l'épidémie qui s'ensuivit; puis, en 1870, l'épidémie de Barcelone provenant de Cuba; puis encore, en 1871, l'épidémie de Buenos-Ayres importée du Brésil par les armées belligérantes sur le fleuve Paraguay.

Cette épidémie fut une des plus terribles que l'histoire de la fièvre jaune ait enregistrées; en quatre mois, de janvier à mai, elle fit plus de 30,000 victimes.

Je puis énumérer encore les épidémies du Texas à partir de 1872, et celles qui ont remonté le cours du Mississipi jusqu'à Memphis et qui ont causé tant d'alarme aux États-Unis. Toutes ces épidémies violentes qui ont pu, pendant quelque temps, nous inspirer la crainte qu'elles n'eussent créé des foyers endémiques, se sont entièrement éteintes sans laisser de traces, sauf à reparaître en cas de nouvelle importation.

A ce point de vue, nous retrouvons la même loi qui régit le choléra dans les pays où cette maladie n'est pas endémique.

La fièvre jaune, au *Sénégal*, demanderait une étude particulière. Je constate seulement qu'aujourd'hui, dans les stations maritimes de notre colonie, où la maladie respecte les indigènes et les acclimatés, elle sévit avec violence sur les Européens qui viennent y débarquer. Nous retrouvons donc au Sénégal les mêmes lois exposées plus haut.

Mais je vais plus loin, et je dis que, selon toutes les probabilités, ces lois ne sont pas restreintes au choléra et à la fièvre jaune.

J'incline à croire, sans pouvoir encore le prouver, qu'elles sont applicables à la *peste*, qui, dans les montagnes du Kurdistan et ailleurs en Perse, semble avoir des foyers permanents qui projettent de temps à autre des épidémies plus ou moins violentes.

. J'ai la conviction que plusieurs des maladies zymotiques fébriles qui se rattachent à un principe spécifique et qui laissent après elles une immunité plus ou moins durable sont soumises aux mêmes lois. La *fièvre typhoïde*, entre autres, me semble rentrer dans cette catégorie. Là où elle est endémique, comme à Paris, où elle présente chaque année des exacerbations saisonnières et où l'immense majorité des Parisiens jouissent d'une immunité incontestable, alors que les nouveaux venus payent surtout le tribut à la maladie, on ne saurait méconnaître l'influence des lois en question : d'une part, l'*immunité* pour les autochtones; et, d'autre part, la *disposition* des étrangers qui n'ont pas eu la maladie à la contracter. De telle sorte que la recrudescence considérable observée dernièrement ne saurait, comme on l'a dit, être attribuée uniquement à une aggravation des causes d'insalubrité à Paris, mais plutôt au nombre sans cesse croissant des étrangers qui viennent y chercher fortune.

Je m'en tiens à cette indication, qui aurait besoin d'être appuyée d'autres preuves que je n'ai pas le temps de développer dans ce mémoire, mais que j'ai l'intention d'exposer dans un travail spécial.

Le double rôle des foyers d'endémie n'est donc pas particulier au choléra. Mais comment expliquer l'immunité des natifs dans un foyer endémique ? Est-elle due toujours à une attaque antérieure grave ou bénigne contractée par les individus devenus indemnes? Cela peut être pour un certain nombre, mais ce n'est pas applicable à la généralité. Est-elle tout simplement le résultat d'une accoutumance contractée dès le bas âge, en vertu de laquelle les individus résistent à l'action nocive du germe morbifique? Les deux suppositions peuvent être vraies dans une certaine mesure. Je ne pense pas que, dans l'état actuel de nos connaissances sur ce point, on puisse en dire davantage.

Quoi qu'il en soit, l'important est que le fait existe et puisse servir de base à la loi.

Les faits relatifs à l'endémie cholérique dans l'Inde que j'ai signalés dans mes rapports au Comité, à propos des dernières épidémies dans le Hedjaz, ont été entièrement méconnus dans ces derniers temps à Constantinople et en Égypte.

Chose curieuse, l'innocuité des foyers permanents de choléra y a été admise conformément à la doctrine commerciale anglaise; on n'a pas soupçonné qu'il y eût là un danger permanent de contamination, et alors on a imaginé à Constantinople une doctrine étiologique nouvelle pour expliquer comment les pèlerins pouvaient importer le choléra dans le Hedjaz. Or, cette doctrine d'un choléra indéfiniment *latent* n'est rien moins que la négation de l'utilité de quarantaines, dont cependant les auteurs se déclarent grands partisans.

Cela dit, je passe au second fait.

2. *Immunité relative observée parmi les populations du Hedjaz quand le choléra y règne parmi les pèlerins.* — J'avais déjà. il y a plus de vingt ans, noté ce fait que plusieurs fois le choléra importé en Mésopotamie, par les pèlerins persans se rendant en pèlerinage à Kerbelah et à Nedjeff, s'était à peine propagé parmi les populations qu'ils traversaient et s'éteignait rapidement dans le pays; d'où je concluais que cette contrée n'était pas favorable à l'extension de la maladie. Cependant nous avons vu qu'en 1871 ces mêmes pèlerins avaient importé le choléra à Médine, d'où il s'étendit à la Mecque.

Dans les épidémies du Hedjaz, nous ne pouvons pas dire que les populations en contact avec les pèlerins n'aient pas souffert de la maladie; mais il est certain qu'elles n'ont été atteintes que dans des proportions restreintes, et que le choléra s'y est éteint rapidement sans se propager au loin, comme il le fait dans un pays très susceptible, comme est l'Europe par exemple. J'ai consigné ce fait dans mes différents rapports, principalement dans ceux relatifs aux derniers pèlerinages.

Depuis 1866, quatre fois seulement le choléra s'est manifesté parmi les pèlerins de la Mecque : en 1872, en 1877, en 1881 et en 1882. Il y a donc eu entre chaque manifestation jusqu'à celle de 1881 des intervalles de plusieurs années; d'où la conclusion que le choléra n'est pas endémique dans le Hejdaz, et que chaque fois il y renaît par importation, sans que celle-ci ait toujours pu être nettement saisie.

Je ne reproduis pas la description de chacune de ces épidémies, que le Comité connaît par les comptes rendus publiés dans le recueil de ses travaux; je me propose seulement d'insister sur les particularités qu'elles ont offertes, tant au point de vue des manifestations de la maladie parmi les pèlerins et parmi les individus en rapport avec eux, qu'au point de vue de la quarantaine subie à El-Ouedj et à Djebel-Tor.

Dans toutes les épidémies, il a été noté que, parmi les pèlerins épuisés par la misère et les fatigues, le choléra ne se révélait pas par tous les symptômes classiques de la maladie, tandis qu'à côté d'eux, parmi les individus sains, les attaques présentaient l'apparence ordinaire du choléra bien caractérisé. Ces différences furent particulièrement très accentuées dans l'épidémie de 1881, et cela au point que plusieurs médecins, peu au courant de ces particularités, se crurent autorisés à mettre en doute la nature même de la maladie, et à n'y voir que des manifestations banales dues à la misère et aux intempéries. Cette interprétation ne put résister à l'évidence, quand, à côté de ces cas mal caractérisés, se manifestèrent des attaques violentes rapidement mortelles, avec tout le cortège des symptômes classiques.

La description de la plupart des cas mal caractérisés nous a été donnée avec beaucoup d'exactitude par M. le docteur Ardouin au lazaret d'El-Ouedj. Les symptômes violents du choléra faisaient défaut : ni vomissements, ni crampes, ni phénomènes asphyxiques bien prononcés, ni réaction; mais facies cholérique très accusé, diarrhée plus ou moins caractéristique, amaigrissement rapide, et mort tranquille sans phénomènes de réaction.

C'est à tort que quelques médecins ont donné à cet état le nom de *choléra fruste*. Cette dénomination s'applique uniquement à des formes bénignes d'une maladie qui ne se traduit que par certains symptômes caractéristiques; mais il n'en était pas ainsi parmi les pèlerins; tous ceux qui offraient l'état en question était voués à une mort certaine. Ce n'était donc pas une maladie à l'état fruste, mais un état morbide toujours mortel et ne s'accusant que par une réaction incomplète de l'organisme due à la déchéance vitale des individus frappés.

On connaît les faits observés parmi les militaires de la garnison et les habitants à Médine, à la Mecque, et parmi la population de Djeddah, et surtout ceux de l'équipage du navire *Babel,* qui firent contraste avec les cas dont il vient d'être question. Je n'insiste pas; ce contraste n'a pas besoin de commentaire.

Mais comment nous rendre compte de l'immunité relative que nous avons constamment notée parmi les populations du Hedjaz, en présence d'une épidémie parmi les pèlerins? On ne pourra pas soutenir que la maladie n'avait pas le caractère contagieux, puisqu'elle a été transmise avec des symptômes qui ne laissent aucun doute. Cette immunité relative est-elle due à la répétition des épidémies successives dont le Hedjaz a été le théâtre? ou bien tout simplement à ce que le Hedjaz et en général la partie de l'Arabie à peine peuplée est un pays réfractaire à la propagation du choléra?

Ces deux causes peuvent avoir chacune une part dans ce résultat.

Ce qui semble le plus extraordinaire est l'immunité complète dont ont joui les servants et les soldats affectés à la garde des pèlerins, et les habitants du village situé de l'autre côté du port à El-Ouedj. Je sais bien que les habitants, par peur, avaient grand intérêt à se tenir isolés des pèlerins, et que les préposés à leur garde évitaient autant que possible, par le même motif, tout contact avec eux; mais, à mon sens, il est impossible que les consignes n'aient pas été violées.

De sorte qu'en définitive l'immunité à El-Ouedj ne saurait être expliquée par le seul fait de l'isolement, et que force est de l'attribuer, pour une grande part, aux conditions propres à la localité. Dans la quarantaine subie à *Djebel-Tor* en 1878, l'immunité des gardiens et autres employés ne fut pas aussi complète : il y eut plusieurs attaques mortelles parmi eux. D'où la conclusion que l'immunité relative des populations du Hedjaz par rapport au choléra tient surtout à des conditions propres au pays.

On remarquera que cette conclusion n'exclut pas la propagation du choléra, en dehors du Hedjaz, par les individus qui en sont atteints, et qu'à cet égard cette contrée joue à peu près le rôle des foyers endémiques de l'Inde.

Troisième fait :

3. *Immunité temporaire et plus ou moins complète qui suit partout une épidémie de choléra dans une localité quelconque.* — Le fait en question avait été déjà reconnu par la Conférence de Constantinople, et c'est par lui qu'on se rendait compte de la cessation d'une épidémie.

Après saturation de tous les individus susceptibles de contracter le choléra, le germe de la maladie devenait pour un temps *stérile* dans la localité ou le groupe qui venait d'être frappé : ainsi à bord d'un navire, dans un corps de troupes, une agglomération quelconque.

Et l'immunité était d'autant plus complète que l'épidémie avait été plus rapide et plus violente. Les faits observés pendant la guerre de Crimée m'avaient surtout édifié sur ce point.

Cependant il y a une exception à cette proposition, et c'est encore la guerre de Crimée qui nous la fournit.

On sait que, pendant toute la durée de cette guerre, le choléra se maintint en permanence dans les armées belligérantes, après la redoutable explosion de la maladie dans la Dobrudja et à Varna. La maladie y fut entretenue par l'arrivée répétée de troupes fraîches et *vierges* de l'influence cholérique, qui ramenaient une recrudescence dans le vieux foyer à peu près éteint, recrudescence dont elles étaient les principales victimes.

L'immunité n'était pas complète sans doute pour les anciens, et plusieurs des chefs de l'expédition furent frappés jusqu'à la dernière heure : notamment le maréchal Saint-Arnaud, lord Raglan, et l'amiral Bruat, celui-ci frappé dans son voyage de retour en France. Mais, en définitive, ces attaques tardives ne furent que des exceptions.

J'ai rendu compte de ces faits dans mon histoire médicale de la guerre d'Orient.

En Europe, l'immunité qui succède à une forte épidémie dans une localité n'est pas douteuse; mais on comprend combien, dans une grande ville comme Paris, avec le va-et-vient permanent qui y règne, il est difficile de poser une règle fixe à cet égard.

On peut affirmer toutefois que l'importance de l'immunité est en raison directe du peu de temps qui sépare l'épidémie actuelle de la précédente. Ainsi, il n'est pas déraisonnable d'attribuer le peu d'extension de l'épidémie de 1873 à Paris au court espace de temps écoulé depuis l'épidémie précédente.

Dans les pays extra-européens, où les populations sont plus clair-semées et moins mobiles, dans certaines parties de l'Inde, par exemple, la question de la durée de l'immunité est moins difficile à résoudre. Les documents anglais nous ont appris que, malgré des relations constantes avec les foyers de contagion, les épidé-mies ne s'y répètent guère qu'après plusieurs années, de six à dix ans.

Je ne donne ces chiffres que comme approximatifs, et je ne parle, bien entendu, que des contrées où le choléra n'est point endémique.

Comme conséquence, on peut affirmer que l'Europe, débarrassée entièrement du choléra depuis la fin de 1873, n'est plus aujour-d'hui, après dix ans, protégée par la loi de l'immunité, par ce qu'on pourrait appeler la vaccination cholérique.

A plus forte raison, l'Égypte, qui n'a pas eu le choléra depuis 1865, ne jouit-elle plus de ce privilège; de là un péril imminent pour ce pays et la nécessité de redoubler de précautions pour le protéger.

Une déduction inattendue et non des moins importantes de la double loi en vertu de laquelle les foyers endémiques de choléra sont exempts de grandes épidémies, tout en demeurant les propa-gateurs du choléra au dehors, est celle-ci : que partout où règne une grande épidémie de choléra on peut affirmer que le *choléra n'est pas endémique*. C'est ainsi que je n'hésite pas à déclarer, d'a-près les faits récents, que ni le Japon, ni les Philippines, ni les îles Néerlandaises, ne sont pas, quant à présent, le siège d'une endémie cholérique.

Je n'oserais pas être aussi affirmatif pour notre colonie de Sai-gon.

La même règle est évidemment applicable à la *fièvre jaune*. D'où la déduction pratique, au point de vue de la navigation, que les ports où règne soit l'endémie fièvre jaune, soit l'endémie cholé-rique, sont toujours *suspects*, et que leurs provenances doivent tou-jours être soumises à une surveillance particulière, tandis que les provenances des ports où l'endémie n'existe pas peuvent être con-sidérées comme *nettes* quand l'épidémie y est réellement éteinte.

Tous ces faits nouvellement acquis nous conduisent avec plus de précision à la nécessité de maintenir et même de renforcer les mesures de précaution en vue de préserver l'Égypte et l'Europe des atteintes du choléra. Et cependant nous sommes peut-être à la

veille de voir le système de préservation, organisé avec tant de
peine, être supprimé sous l'influence des intérêts anglais, aujour-
d'hui prépotents en Égypte.

Déjà l'Angleterre déclare se charger de l'administration du canal de Suez et en laisser le passage ouvert à tous les navires. Ap-
pliquera-t-elle à cet égard, au point de vue sanitaire, la doctrine
commerciale imaginée dans l'Inde?

Permettra-t-elle à l'Égypte de se défendre contre l'invasion du
choléra par des mesures efficaces?

Maintiendra-t-elle, avec des attributions spéciales à cet égard,
un conseil international de santé effectif ou simplement un simu-
lacre de conseil sous sa dépendance? Toujours est-il qu'il y a là
pour nos intérêts sanitaires et commerciaux dans la Méditerranée
une grosse question qui doit préoccuper le Gouvernement de la
République française, et le porter à défendre énergiquement le
maintien des mesures qui, grâce à nos efforts, ont jusqu'ici préservé l'Égypte et l'Europe des atteintes du choléra.

Toutes les considérations qui précèdent peuvent être résumées
dans les propositions suivantes :

1. Les ports de l'Inde où le choléra est endémique ne sont jamais le théâtre d'une grande épidémie.

2. Ce fait tient à l'immunité générale dont jouit la population
native du pays.

3. Cette immunité n'existe pas, dans les foyers endémiques, pour
les étrangers à la localité qui sont dans les conditions d'aptitude à
contracter le choléra. Tels sont en particulier les pèlerins qui
viennent s'embarquer, à Bombay notamment, pour se rendre à la
Mecque.

4. Les épidémies de choléra qui se développent dans les régions
de l'Inde où la maladie n'est pas endémique proviennent des
foyers d'endémie et sont favorisées par des pèlerinages hindous.

5. Les épidémies observées parmi les pèlerins de la Mecque
se rattachent à la même source.

6. Une épidémie de choléra confère au pays qui en a été le
théâtre une *immunité* plus ou moins complète et plus ou moins
durable, dont il est impossible de formuler la loi pour l'Europe,
mais qui, dans l'Inde, paraît avoir une durée de plusieurs années.

7. Dans le Hedjaz, et en général dans les régions peu peuplées de l'Arabie, le choléra n'a qu'une faible tendance à se propager parmi la population autochtone. Cette immunité relative peut être due soit à des conditions de sol et de climat propres à la contrée, soit à la fréquence des épidémies parmi les pèlerins.

8. Le fait d'une grande épidémie de choléra dans un pays quelconque est la preuve que le choléra n'y est pas endémique, d'où des données pratiques d'un grand intérêt.

Les faits importants nouvellement acquis se rattachent, comme je l'ai dit en commençant, aux questions d'*immunité* et les éclairent par un côté jusqu'ici méconnu. L'étiologie et la prophylaxie du choléra peuvent y puiser des indications nouvelles.

Toutes les propositions exposées plus haut sont également applicables à la *fièvre jaune* et probablement aussi à la *peste*. Elles me paraissent d'ailleurs être l'expression d'une *loi beaucoup plus générale qui embrasse toute une classe particulière de maladies pestilentielles dues à un contage, et laissant après elles une immunité plus ou moins durable*. Or, parmi ces maladies, tout me porte à comprendre *la fièvre typhoïde* autrement dite *dothiénenterie*.

Plusieurs de ces propositions seront sans doute contestées, et, sans contredit, elles ont besoin d'être contrôlées et complétées; mais comme elles sont le résultat de longues études et s'appuient sur des faits incontestables, j'ai la ferme confiance que l'avenir les ratifiera.

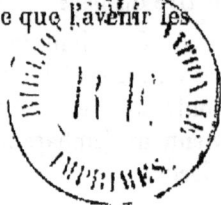

359